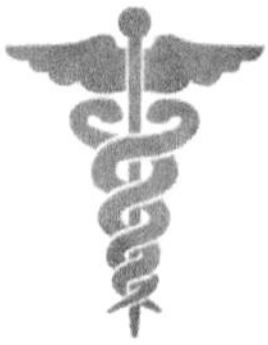

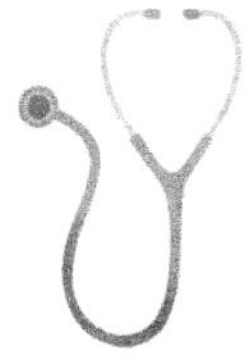

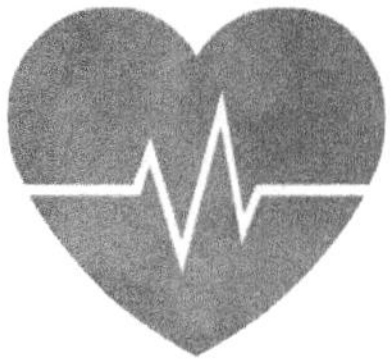

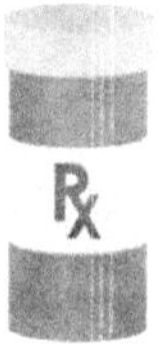
Rx

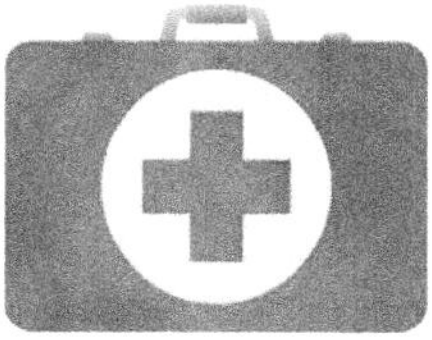

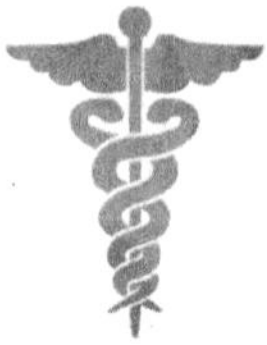

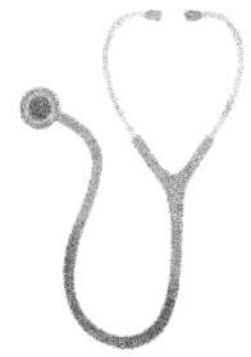

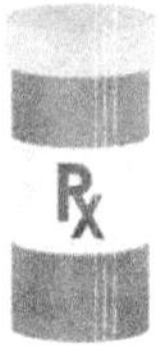
Rx

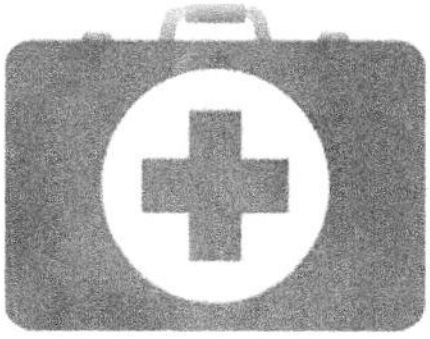

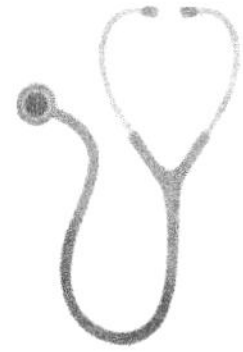

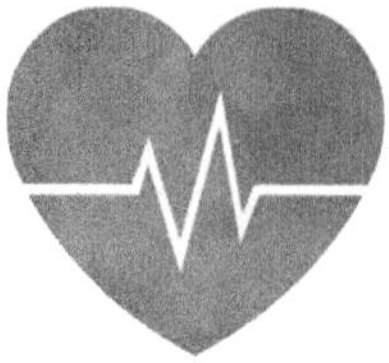

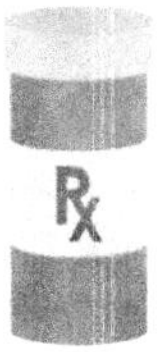
Rx

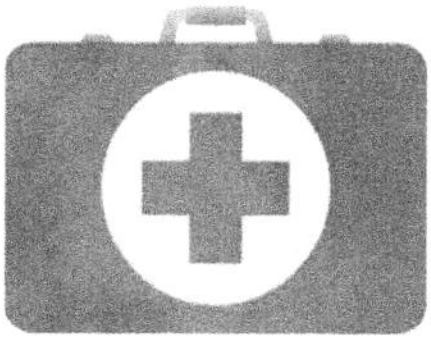

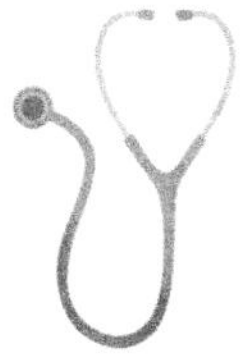

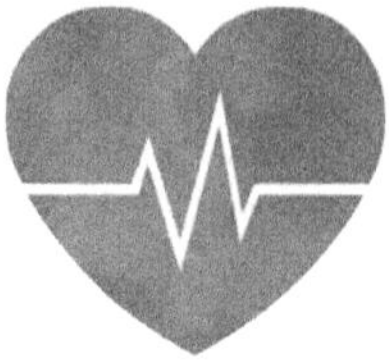

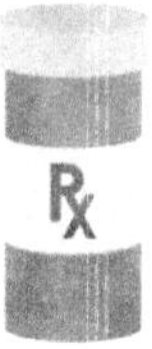
Rx

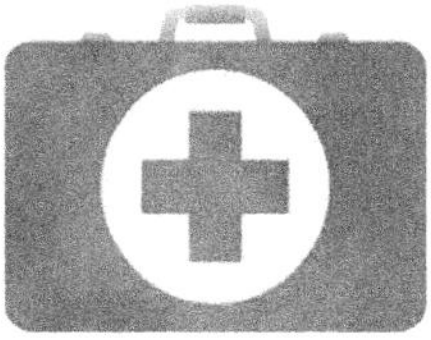

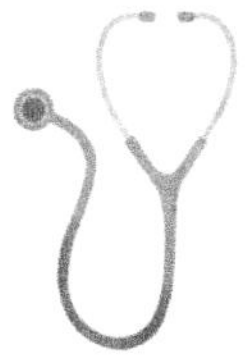

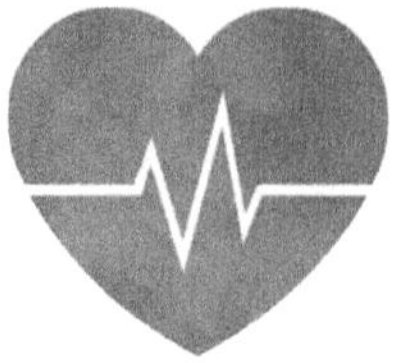

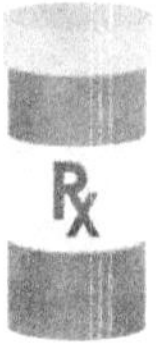
Rx

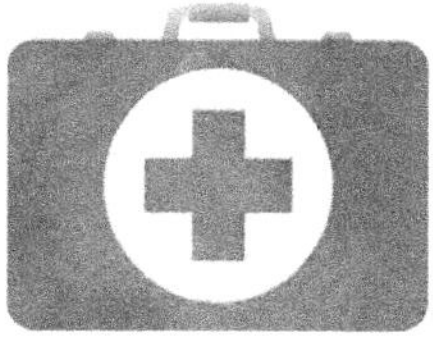

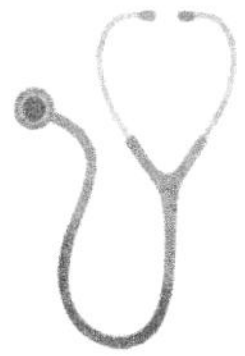

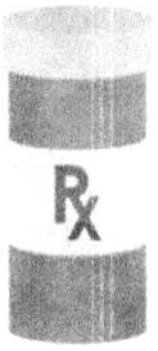
Rx

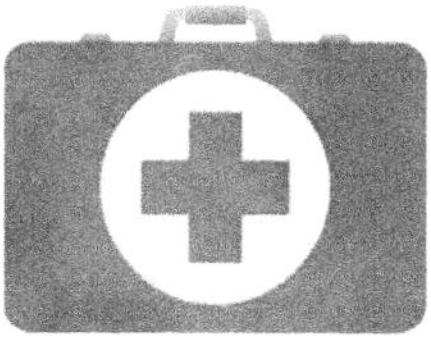

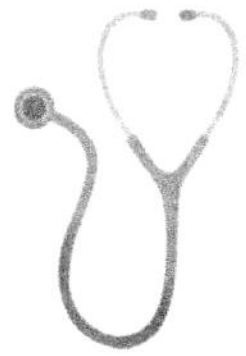

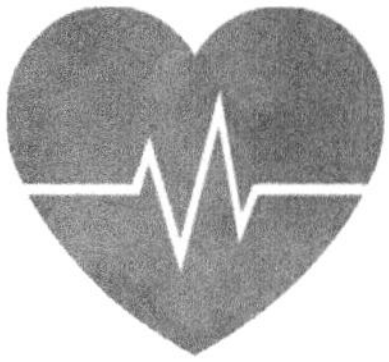

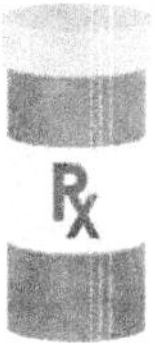
Rx

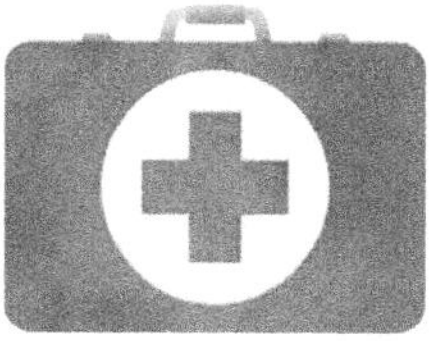

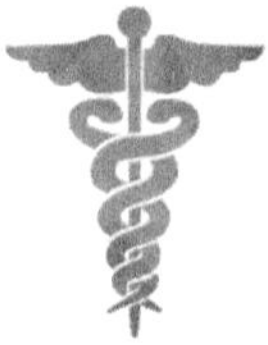

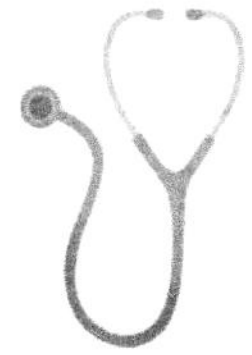

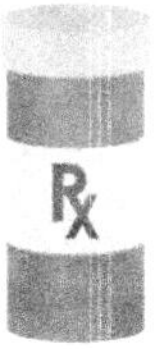
Rx

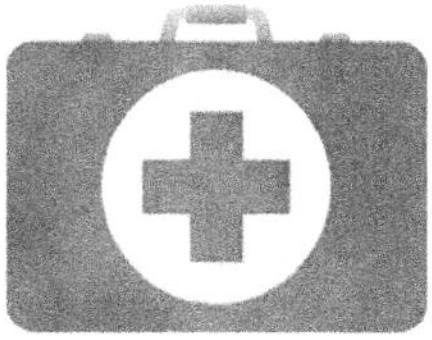

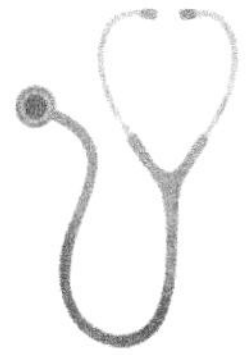

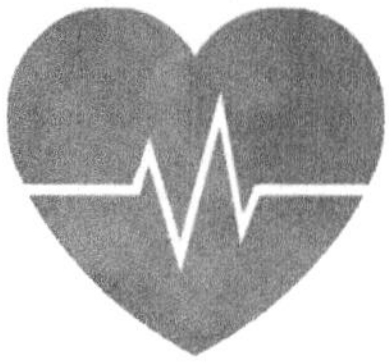

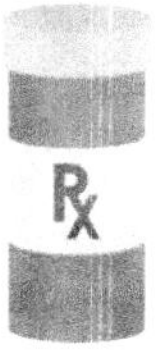
Rx

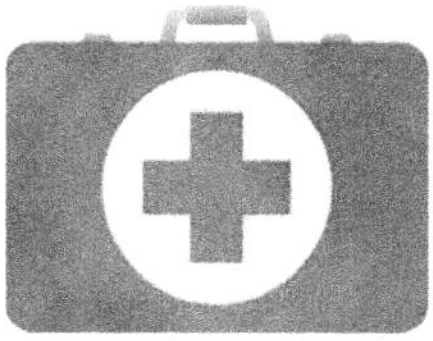

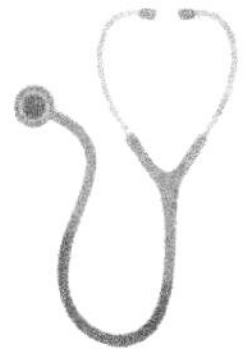

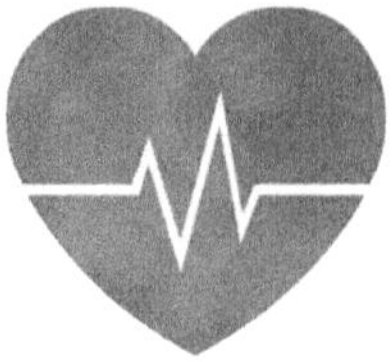

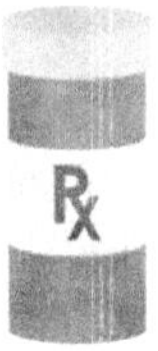
Rx

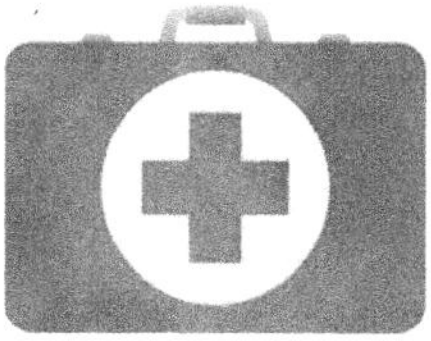

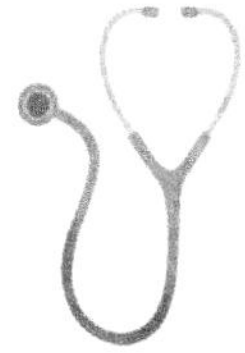

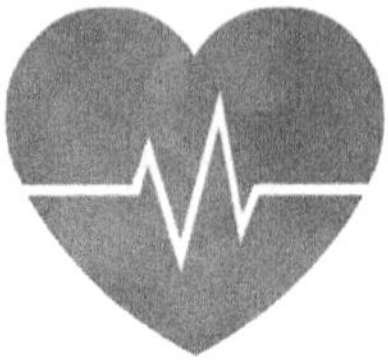

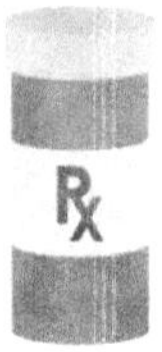
Rx

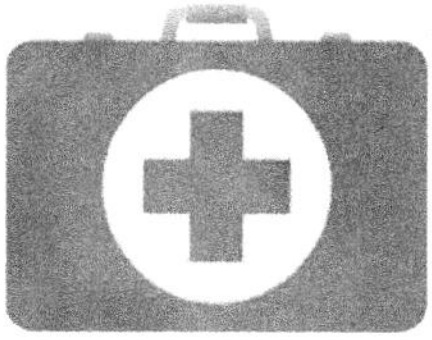

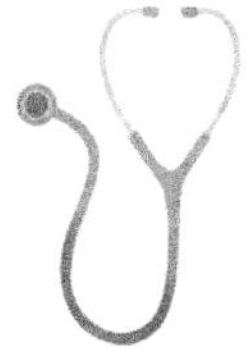

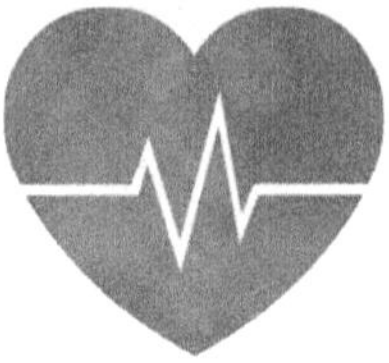

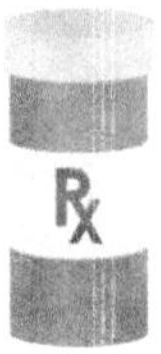
Rx

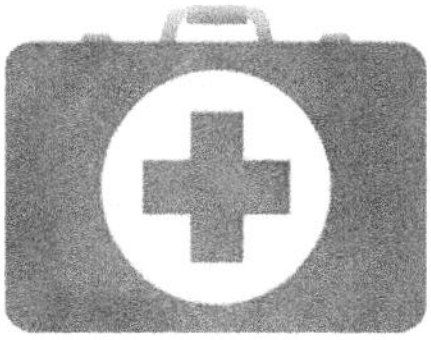

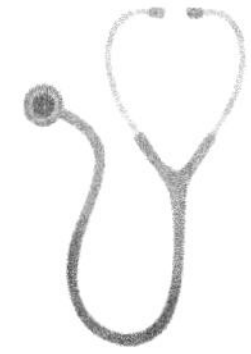

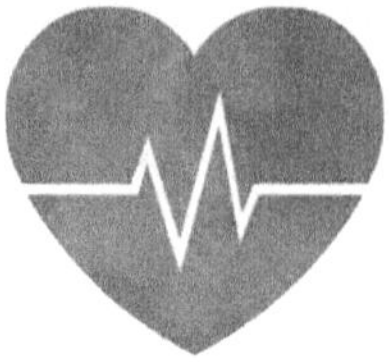

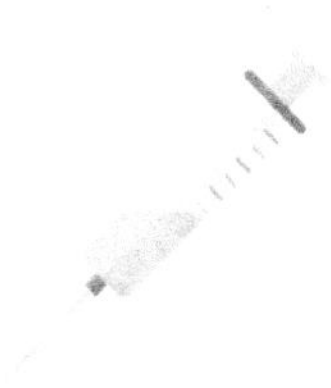

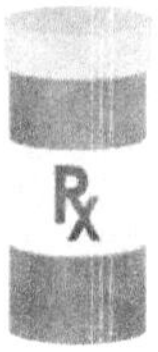
Rx

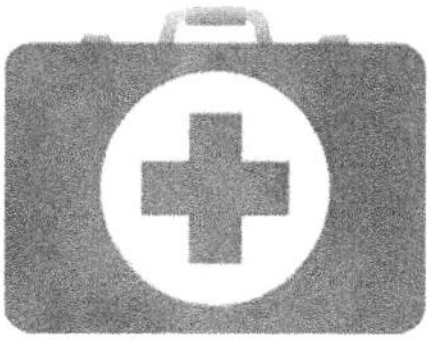

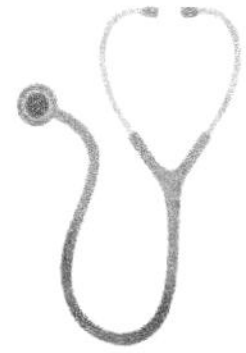

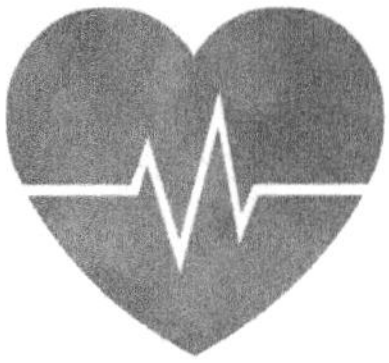

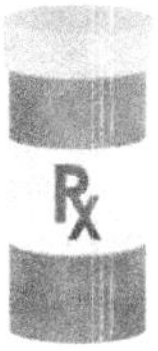
Rx

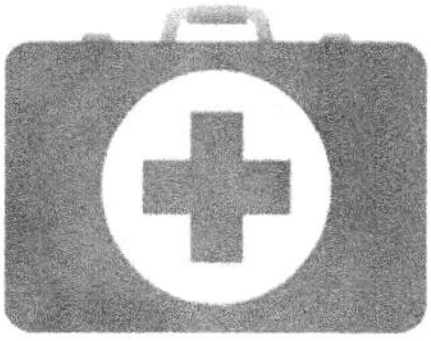

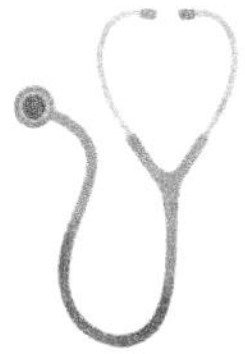

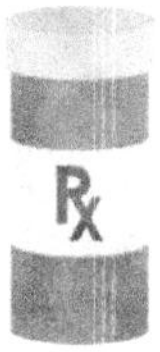
Rx

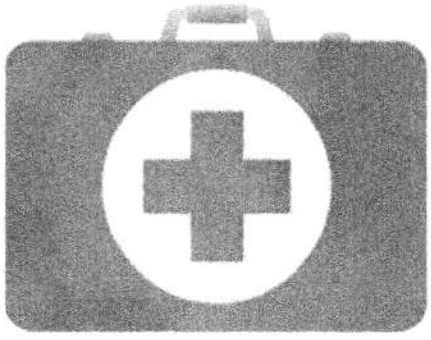

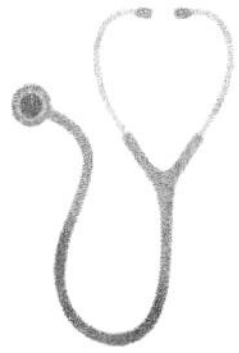

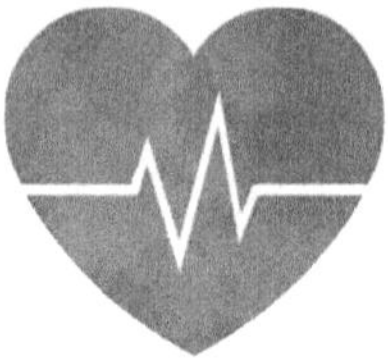

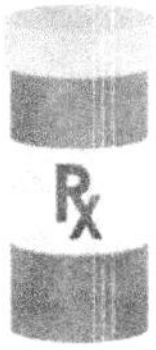
Rx

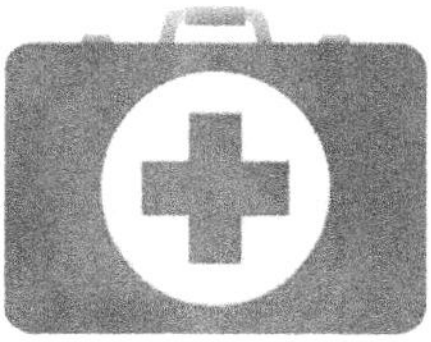

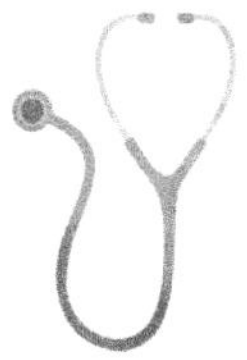

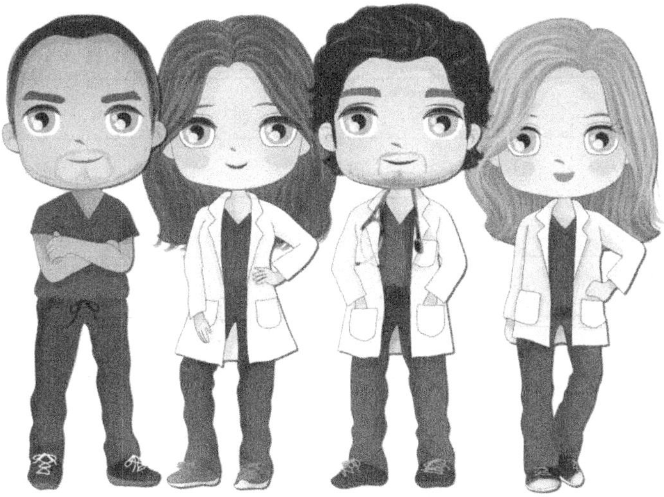

ISBN: 978-1-952100-64-2

Made in the USA
Monee, IL
04 November 2026

67386141R10056